EXTINCTION

DES

MALADIES VÉNÉRIENNES

MOYENS PRÉSERVATIFS GÉNÉRAUX

PARTICULIERS ET SPÉCIAUX

AVEC UN EXPOSÉ DE LA PROSTITUTION.

Par le Dr H. DIBOT.

PLANCHES COLORIÉES.

PRIX : 2 FR. 50.

PARIS

CHEZ L'AUTEUR
31, RUE SAINT-LAZARE, 31.
De 2 à 4 heures.

CHEZ E. DENTU, EDITEUR
PALAIS-ROYAL, 17 ET 19
Galerie d'Orléans.

1873

EXTINCTION

DES

MALADIES VÉNÉRIENNES

Paris. — Typ. A. Parent, rue Monsieur-le-Prince, 31

EXTINCTION

DES

MALADIES VÉNÉRIENNES

MOYENS PRÉSERVATIFS GÉNÉRAUX

PARTICULIERS ET SPÉCIAUX

AVEC UN EXPOSÉ DE LA PROSTITUTION.

Par le Dr H. DIBOT.

PLANCHES COLORIÉES.

PRIX : 2 FR. 50.

PARIS

CHEZ L'AUTEUR
31, RUE SAINT-LAZARE, 31.
De 2 à 4 heures.

CHEZ E. DENTU, ÉDITEUR
PALAIS-ROYAL, 17 ET 19
Galerie d'Orléans.

1873

PRÉFACE

Tout livre n'a de raison d'être légitime que dans son utilité. Il devrait non-seulement se proposer de faire le bien de la société mais le faire réellement ou ne jamais voir la lumière. Or, si ce principe est la règle pour tout auteur, à plus forte raison pour celui que la nature même de son sujet expose à être méconnu dans l'intention du bien qui l'anime.

Tel est le cas de cet écrit où nous nous proposons de combattre la contagion vénérienne. Nous ne pouvons attaquer l'ennemi que sur son propre terrain, ce qui serait sans inconvénient dans le champ clos de la science; mais notre livre s'ouvre à tout le monde, afin que chacun puisse, en quelque sorte, combattre avec lui, et puisqu'il nous faut soulever les voiles que la modestie tient baissés, nous le ferons du moins avec une sévérité de langage digne du but.

A cette condition n'avons-nous pas le droit d'espérer l'approbation de tous les esprits éclairés et amis de l'humanité? Ils savent bien que de tous les fléaux qui l'affligent, le plus grand peut-être, ce sont les maladies vénériennes. Quel effrayant tableau fournirait la peinture de leurs ravages ! Il suffit ici de dire que ce mal affreux n'atteint pas seulement l'individu qu'il dégrade, mais encore, par lui, sa descendance de génération en génération, de sorte que c'est bien plus qu'un rameau flétri et gâté se détachant de la vie normale de l'humanité, c'est l'humanité tout entière menacée par une profonde altération de sa sève; et pourtant la passion brutale, fermant les yeux sur ces terribles conséquences, sacrifie les plus grands intérêts de la société à un moment de honteux plaisir!

Il n'y a avait donc point à hésiter devant le fléau dévastateur, pour préserver surtout ceux qui en ignorent les dangers et peuvent ainsi devenir les victimes inconscientes des maladies qui leur sont communiquées. Pour cela, tout en respectant, nous l'avons déjà dit, les plus délicats scrupules de la modestie nous avons dû décrire sommairement les organes génitaux des deux sexes et en donner l'explication accompagnée de figures : on ne saurait, en effet, remédier aux maladies sans en connaître le siége. Mais, encore un coup, ni l'oreille ni le regard n'auront à s'offenser, dans ce livre, des moyens d'une connaissance nécessaire.

Au reste la mission que nous nous sommes donnée, en publiant cet opuscule, de vulgariser, sans exclusion de sexe, les notions de la science dans une question qui intéresse la femme autant que l'homme, cette mission, dis-je, n'est pas un fait isolé même dans notre société française, aussi timide à réaliser le progrès que prompte à le concevoir.

Ne voit-on pas aujourd'hui, dans presque toutes les facultés de médecine, les dames admises à recevoir l'instruction médicale à côté des élèves de l'autre sexe? Elles y viennent sans que la bienséance soit jamais blessée, apprendre, elles aussi, l'anatomie, la physiologie et la pathologie des organes génitaux.

Il est vrai que, pour ces auditrices, il s'agit d'un intérêt professionnel et qu'elles se préparent ainsi à l'exercice d'un art entré depuis peu dans les attributions de leur sexe. Mais ce que la future *doctoresse* étudie en vue d'une position, pourquoi toute personne nubile ne l'étudierait-elle pas dans l'intérêt de sa santé, de laquelle doit dépendre celle de tant d'autres êtres? Et pourquoi l'école n'aurait-elle pas, dans une certaine mesure, l'enseignement de la Faculté, sous le rapport que nous considérons?

Certes s'il importe à quelqu'un d'être prémuni contre un mal qui corrompt si souvent dans leur source les existences humaines, c'est bien à la jeune fille destinée, par son rôle de mère, à devenir cette source pure ou altérée. A ce dernier titre, on peut même dire que la femme ne s'appartient point, elle appartient à la société où elle épanche, dans l'ordre physique, le bien ou le mal ; et il ne lui est pas plus permis d'ignorer, à cet égard, les notions médicales protectrices de la santé publique, que l'ignorance des enfants, en général, n'est un droit de l'autorité paternelle.

Le principe obligatoire de l'instruction, qui est en train de conquérir le monde moderne, doit donc s'étendre désormais, pour la femme nubile comme pour le jeune homme, aux connaissances que nous tentons ici de vulgariser. Elles doivent faire partie intégrante du cours d'hygiène qui termine les études secondaires dans les lycées. Et dès lors nous ne voyons pas, en publiant ce livre à l'usage de tous, pourquoi nous douterions de son utilité qui s'appuie, à la fois, sur l'autorité de l'exemple dans l'enseignement médical et sur la gravité d'un mal qu'on ne peut efficacement combattre, qu'en donnant à tout le monde les moyens de s'en préserver.

EXTINCTION

DES

MALADIES VÉNÉRIENNES

APPAREIL GÉNITAL DE LA FEMME.

L'appareil génital de la femme se compose :

1° De la vulve et du vagin.

2° De l'utérus et des ovaires.

1° *Vulve et vagin.*

La vulve est l'ensemble des parties génitales externes. Elle comprend en devant une surface saillante couverte de poils appelée *pénil ou mont de Vénus* (A, fig. 1),

Elle est bornée de chaque côté par les *grandes lèvres* (B, B, fig. 1), qui ne sont autre chose que deux portions de la peau redoublée. Ces lèvres, revêtues de poils en dehors sont épaisses et spongieuses, elles se rapprochent et se joignent en dedans où la peau, devenue *interne*, porte le nom de *muqueuse*.

Entre les *grandes lèvres* se trouvent, de haut en bas : le *clitöris*, les *petites lèvres*, le *méat urinaire*, l'*entrée du vagin*.

Le *clitoris* (C, fig. 1) est un petit tubercule, une petite partie rondelette, plus ou moins saillante, appelée par Colombus, *amor vel dulcedo veneris*; c'est là qu'est le principal siége de la sensibilité *vénérienne*. Le *clitoris* a beaucoup d'analogie avec la verge; son extrémité libre a la forme d'une espèce de gland entouré par un repli de la membrane muqueuse, qui ressemble au prépuce (voir organes génitaux de l'homme, verge et prépuce). Comme la verge, le clitoris entre en érection, et acquiert des dimensions variables avec l'individu.

Les *petites lèvres* (E. E, fig. 1), appelées encore *nymphes* parce qu'elles président au eaux de la femme et couvrent l'orifice du conduit de l'urine, sont deux petites crêtes membraneuses, allongées d'avant en arrière, aplaties transversalement étendues depuis le *prépuce* du *clitoris* jusque vis-à-vis le milieu de l'*orifice du vagin*. Les petites lèvres sont formées par deux feuillets de la membrane muqueuse de la vulve entre lesquels est une couche mince de tissu spongieux érectile.

Le *méat urinaire* (F, fig. 1) est l'orifice externe du canal de l'urèthre qui commence à la vessie ; il est placé entre le clitoris et l'ouverture du vagin, au bas du *vestibule* (voir p. 10).

L'*entrée du vagin* (G, fig. 1) est située, à la partie inférieure de la vulve, au-dessous du *méat urinaire*, et occupée par l'*hymen* ou par les *caroncules myrtiformes*. L'*hymen* est un repli de la membrane muqueuse de la vulve, qui ferme l'entrée du vagin d'une manière incomplète, et se présente sous la forme semi-lunaire, parabolique ou circulaire. Le petit orifice de cette membrane permet au sang de chaque mois de s'écouler au dehors. La présence de l'hymen est presque toujours la preuve de la virginité. Au moment du premier rapprochement sexuel cette membrane se déchire, et souvent alors mais *pas toujours* il s'écoule un peu de sang.

Les *caroncules myrtiformes* ont la forme d'une feuille de myrte ; ce sont des petits tubercules, au nombre de deux à cinq, rougeâtres, plus ou moins saillants, arrondis ou aplatis, qu'on attribue généralement au déchirement de la membrane *hymen*.

On donne le nom de *vestibule* à l'espace triangulaire compris entre les parties supérieures des grandes lèvres ; on appelle *fourchette*, le point de réunion des grandes lèvres à leur endroit le plus rapproché de l'anus ; et *fosse naviculaire*, un petit enfoncement transversal placé entre l'entrée du vagin et la fourchette.

Membrane muqueuse de la vulve. Cette espèce de peau interne est d'une couleur rouge, vermeille ou livide, elle s'étend à toutes les parties qui forment la vulve. Elle tapisse la face interne des grandes lèvres, se replie pour former les petites, entoure le clitoris, s'enfonce dans le méat urinaire et dans le vagin, en formant à l'orifice de ce conduit la membrane hymen ou les caroncules myrtiformes.

Vagin.

Le vagin est le canal (H, I, fig, 2) de 14 à 16 centimètres de longueur, qui conduit à l'*utérus* ou *matrice* ; situé entre la vessie (K, fig. 2) en avant et le rectum ou partie inferieure du gros intestin en arrière, il constitue le conduit de réceptivité du liquide fécondant. Mauriceau, en 1675, en donne la curieuse description que voici : « il est composé d'une substance si commode aux usages auxquels il est destiné, qu'il se proportionne de soymême, et s'accommode facilement à toutes les espèces de verges, de quelque petitesse ou grosseur, et de quelque longueur et figure qu'elles puissent estre ; en telle sorte qu'il attire et fait approcher le corps de la matrice au-devant de la petite, il s'étend pour céder à la longue, il se dilate pour recevoir la grosse, et se contracte pour embrasser étroitement la petite, servant par ce moyen (s'il faut ainsi dire) de chaussure à tous pieds. Sa largeur est presque égale depuis un bout jusqu'à l'autre à l'exception de son entrée extérieure qui est un peu plus resserrée à l'endroit des caroncules myrtiformes, etc. »

Utérus et ovaires.

L'*utérus* ou *matrice* sert à contenir le produit de la fécondation jusqu'à la naissance. C'est une cavité (NM, fig. 2), à parois très-épaisses, qui se développe à mesure que le fœtus grandit.

L'utérus est placé dans le *bassin*, entre la vessie (K, fig. 2) et le rectum (L, fig. 2), au-dessous des circonvolutions intestinales de manière que son fond se trouve en haut et son ouverture en bas, dans le vagin (HI, fig. 2). Cet organe se compose essentiellement de deux parties, le corps (M, fig. 2) placé dans le bassin, et le col (N, fig. 2), placé dans le vagin. Ces deux portions sont creuses et séparées par l'orifice interne (O, fig. 3).

L'ouverture du col dans le vagin s'appelle *museau de tanche* (P, fig. 3) et présente deux lèvres. La matrice est maintenue dans la place qu'elle occupe par les *ligaments larges* (R, fig. 3), replis membraneux qui enveloppent aussi les intestins sous le nom de *péritoine*.

Ovaires.

Les *ovaires* sont placés de chaque côté de la *matrice*, dans l'épaisseur des ligaments larges (R, fig. 3); ils sécrètent les *ovules* (S, fig. 3), véritables petits œufs amenés dans la cavité du corps de la *matrice* par des conduits qu'on appelle les *trompes* (T, fig. 3).

Un tissu particulier, une membrane muqueuse spéciale, des nerfs, des vaisseaux sanguins complètent l'appareil génital de la femme.

APPAREIL GÉNITAL DE L'HOMME.

Cet appareil se compose des testicules et de leurs dépendances, des vésicules séminales et de la verge.

1° *Testicules et leurs dépendances.*

Les *testicules* sont au nombre de deux, recouverts par cinq enveloppes superposées dont l'extérieure, appelée *scrotum* (A, fig. 4), n'est autre chose qu'un prolongement de la peau des cuisses, du *périnée* et de la *verge*.

Les *testicules* (B, fig. 4) sont formés par une *membrane fibreuse* d'un blanc opaque, par un *parenchyme* ou *tissu propre* dont les canalicules constituent les *conduits séminifères*, lesquels se rassemblent vers le bord supérieur du testicule pour donner naissance à l'*épididyme* (A, fig. 5).

Des vaisseaux sanguins et lymphatiques et des nerfs complètent cette organisation.

L'*épididyme* (A, fig. 5), nous venons de le dire, est placé le long du bord supérieur du testicule. Formé par la réunion des *vaisseaux séminifères,* il est, lui aussi, un conduit très-grêle, très-flexueux, replié un grand nombre de fois sur lui-même ayant des parois très-épaisses relativement à sa cavité qui est fort étroite L'*épididyme* a une partie supérieure ou *tête* qui fait suite aux troncs séminifères, et une *queue* qui se continue avec le *canal déférent*.

Le *canal déférent* (B, fig.5,), né de la *queue* de l'*épididyme*, remonte le long de sa face supérieure, accompagne le cordon des *vaisseaux spermatiques* (C, fig. 4), arrive dans l'adbdomen, descend derrière la *vessie* (D, fig. 4), où il se rapproche de son semblable, va à la base de la *prostate* (E, fig. 4), dont il reçoit le *canal excréteur* et donne naissance au *conduit éjaculateur* en se réunissant à celui des *vésicules séminales*.

2° *Vésicules séminales, prostate*.

Les *vésicules séminales* (F, fig. 4) sont deux petits réservoirs membraneux qui reçoivent en dépôt le *sperme* à mesure qu'il arrive par le canal déférent (GC, fig. 4).

La *prostate* (E, fig. 4) est une glande du volume d'une noix placée devant le col de la vessie, et chargée de sécréter un liquide crémeux et blanchâtre qui se mélange au *sperme* et lui donne en partie sa couleur.

Deux autres petites glandes (H, fig. 4), appelées *glandes de Cooper*, grosses comme un pois, sont placées au-devant de la *prostate* et ont chacune un conduit qui s'ouvre au commencement du canal de l'urèthre. Elles sécrètent un liquide limpide, très-filant et visqueux, qui communiquent au *sperme* ces propriétés.

Nous avons vu que les *conduits éjaculateurs* sont formés par la réunion du conduit excréteur des *vésicules séminales* et du *canal déférent;* après avoir traversé la *prostate,* ils s'adossent l'un à l'autre et s'ouvrent au commencement de l'*urèthre* par deux orifices.

3° *Verge.*

La *verge* est un organe cylindrique, membraneux, vasculaire et érectile, situé au-dessous et au devant de la symphyse des pubis; elle se termine par un renflement en forme de cône qu'on appelle le *gland.*

La peau de la verge est mince; continuation des téguments du *scrotum* et du pubis, elle se termine par un prolongement auquel on donne le nom de *prépuce* (P, fig. 4).

Le *prépuce* est composé de deux couches, l'une externe ou cutanée, l'autre interne, muqueuse, se réfléchit sur la surface du gland qu'elle tapisse, et forme au dessous de sa couronne un petit repli appelé le *frein* ou le *filet* de la verge (K, fig. 4).

La verge doit à peu près les deux tiers de son volume au corps caverneux (O, fig. 4 et fig. 6), formé par une enveloppe fibreuse et par un tissu spongieux. Entre les deux racines du *corps caverneux* (AA, fig. 6), le long de la face inférieure de la verge, se trouve le *canal de l'urèthre* (N, fig. 4 et BB, fig. 6), dont la portion spongieuse s'épanouit pour former le *gland*.

Le *gland* (R, fig. 4), partie saillante de la verge, peut se tenir hors du *prépuce* (P, fig. 4) comme le gland du chêne hors de sa cupule. Il a la forme d'un cône dont le sommet forme l'extrémité de l'organe. Ce sommet, tantôt découvert, tantôt recouvert par le prépuce, est percé par l'orifice de l'urèthre appelé *méat* ; sa base embrasse l'extrémité du *corps caverneux* auquel elle est intimement unie par des vaisseaux sanguins et du tissu cellulaire; elle est circonscrite par un rebord saillant, arrondi appelle la *couronne* du gland.

Le *canal de l'urèthre* se divise en trois portions : prostatique dans l'épaisseur de la prostate, membraneuse en arrière de cette glande, spongieuse dans le reste de son étendue. Ce canal ne présente pas partout le même calibre, il est plus large à son origine près du col de la vessie, et à son extrémité vers la base du gland, où cette dilatation prend le nom de *fosse naviculaire*.

On a constaté des analogies entre certaines parties des organes génitaux de l'homme et de la femme. On a dit que le gland était assez bien représenté par le clitoris, le testicule par l'ovaire, la vésicule séminale par l'utérus.

PHYSIOLOGIE.

Les *fonctions génitales* ont pour but la *génération*, c'est-à-dire la formation d'un nouvel être. Elles se partagent en trois ordres : fonctions génitales propres à la la femme, fonctions génitales propres à l'homme et fonctions génitales relatives à l'union des deux sexes.

1° *Fonctions génitales propres à la femme.*

Ce sont la menstruation et l'ovulation.

L'écoulement des *menstrues* est une évacuation de sang qui se fait tous les mois, sauf quelques exceptions, à la surface interne de l'*utérus* des femmes qui ne sont pas enceintes ou nourrices. Cet écoulement commence à la puberté, de douze à quinze ans, et s'arrête vers quarante-cinq à cinquante ans.

L'époque de la première menstruation et celle à laquelle cesse cet écoulement varient d'ailleurs selon les climats, les constitutions, le genre de vie, etc.

La quantité de sang rendu et la durée de ce flux varient aussi avec les signes qui le précèdent et l'accompagnent.

Les causes de la *menstruation* sont la maturation des *ovules* qui entraîne une congestion des ovaires, de tout l'appareil génital interne et même externe.

L'*ovule* est le produit de l'*ovaire* duquel dérive directement l'*embryon* après la *fécondation*. Il arrive dans la *matrice* par la *trompe de Fallope* dont le pavillon s'applique contre l'*ovaire* pour former ainsi un conduit non interrompu.

2° *Fonctions génitales propres à l'homme.*

Elles comprennent la *sécrétion* et l'*excrétion* du *sperme*.

Le *sperme* est une humeur blanchâtre, visqueuse, d'une odeur particulière, dans laquelle on aperçoit au microscope une foule d'animalcules ou *spermatozoïdes* qui se meuvent avec une grande rapidité.

Le *sperme* est sécrété par le testicule dès l'époque de la puberté. Sa quantité est peu considérable. Il circule lentement dans les *vaisseaux séminifères* (C, fig. 5), puis dans le *canal déférent* (B, fig. 5 et CG, fig. 4), qui mène cette humeur dans les *vésicules séminales* (F, fig. 4) où il s'accumule peu à peu.

Le *sperme* séjourne un temps variable dans ces réservoirs membraneux, les *vésicules séminales*, puis il est chassé au dehors; mais pour que l'*excrétion* puisse avoir lieu, l'*érection* du pénis est nécessaire. L'*érection* est le gonflement passager de la *verge* ou *pénis*, produit par un stimulus moral ou physique dépendant d'un afflux plus abondant du sang dans les corps caverneux, accompagné de battement des artères, de rougeur et d'une augmentation de chaleur.

Lorsque les causes de l'émission du *sperme* agissent, les *vésicules séminales* se resserrent et le liquide fécondant passe alors dans le *canal éjaculateur*.

Il se mêle au *fluide prostatique* ainsi qu'à

celui des glandes de Cooper et est porté au dehors par le *canal de l'urèthre.*

3° *Fonctions génitales relatives à l'union des deux sexes.*

Par la *copulation* l'homme dépose son *sperme* dans la cavité du *vagin* ; lorsque le coït est fécondant, les *spermatozoïdes* se rendent dans la cavité de la *matrice* où ils impressionnent et fécondent l'*ovule* arrivé à maturité.

La glande mâle, le *testicule*, sécrète le *spermatozoïde*, de même que l'*ovaire* sécrète l'*ovule*; et la *vésicule séminale* sert de lieu de maturation ou d'incubation au *germe mâle*, de même que la *cavité utérine* sert de lieu d'incubation au *germe femelle.*

Dans la fécondation il y a mélange matérielle de la substance du mâle avec celle de l'ovule.

Ainsi fécondé l'œuf grossit dans la cavité utérine et se développe jusqu'au moment de l'accouchement.

MALADIES VÉNÉRIENNES.

Le nom de maladies vénériennes vient de *Vénus*, déesse de la volupté chez les anciens.

Les diverses lésions qui peuvent naître d'un coït impur sont la blennorrhagie et des ulcérations plus ou moins étendues.

1° *Blennorrhagie, gonorrhée chaudepisse.*

La *blennorrhagie* est une maladie fort ancienne; quinze siècles avant Jésus-Christ Moïse en parle dans le troisième livre du *Pentateuque*.

La *blennorrhagie* est une inflammation propre à certaines membranes muqueuses, et dont le caractère essentiel consiste en une *sécrétion* plus ou moins abondante de *muco-pus*, c'est-à-dire de mucus et de pus mélangés.

La contagion blennorrhagique ne s'exerce que sur les muqueuses de l'urèthre, du gland et du prépuce, celles de la vulve, du vagin et de l'utérus, la muqueuse de l'anus et la conjonctive ou membrane qui tapisse le globe de l'œil ainsi que la face interne des paupières.

Le rapprochement des sexes n'est pas indispensable pour produire ce mal : une sonde, un pinceau de charpie, un objet quelconque imprégnés de ce *muco-pus spécial* suffisent pour le transmettre.

L'écoulement blennorrhagique n'est pas le seul agent capable d'engendrer la chaude-pisse : la cause la plus fréquente vient de l'abus des plaisirs sexuels avec des femmes atteintes de *pertes blanches* ou qui ont leurs règles.

Les symptômes de la *blennorrhagie* présentent quelques différences chez l'homme et chez la femme, aussi allons-nous les décrire séparément.

Blennorrhagie chez la femme.

Elle est caractérisée par une tuméfaction légère des grandes et des petites lèvres; la membrane muqueuse qui recouvre ces parties est plus ou moins rouge, tuméfiée, comme fongueuse.

La rougeur est plus grande, surtout à la face interne des petites lèvres. On voit aussi quelquefois des ulcérations des follicules mucipares, petites glandes placées sous la muqueuse de ces parties ; alors du *muco-pus* se forme en quantité abondante, et exhale une odeur fétide.

Quand la blennorrhagie de l'état aigu passe à l'état chronique, c'est-à-dire quand elle dure plus de six semaines, on observe une teinte violacée des surfaces malades avec piqueté rouge, et l'écoulement est moins épais.

Nous venons de décrire la blennorrhagie de la *vulve* ; mais le canal de l'urèthre, le vagin et la matrice peuvent aussi être atteints.

Quand l'*urèthre* est pris, il existe un léger prurit, une démangeaison du méat urinaire qui est devenu rouge. Cette démangeaison ne tarde pas à gagner le canal ; puis elle devient douloureuse et l'émission de l'urine est fort pénible.

Les parois du conduit sécrètent du mucus et du pus mélangés.

Si le vagin est le siége d'une sensation de chaleur, de cuisson, de brûlure, si la muqueuse présente une coloration rouge vif avec écoulement muco-purulent ou purulent, il y a *blennorrhagie vaginale.*

Enfin, quand le *museau de tanche* est coloré en rouge vif avec ou sans granulations, quand il existe la sécrétion dont il a été parlé, il y a *blennorrhagie utérine.*

Blennorrhagie chez l'homme.

Elle survient ordinairement du deuxième au huitième jour, après un rapprochement malsain. Au début, sentiment de chatouillement et de constriction à l'extrémité de la verge. Cette excitation, d'abord agréable, se transforme après deux ou trois jours, et devient un sentiment de picotement puis de cuisson fort incommode. Les bords de l'ouverture du *méat urinaire* sont collés par une mucosité qui suinte de l'intérieur du canal. On a souvent besoin d'uriner, et l'accomplissement de cet acte est accompagné d'une douleur vive et brûlante, qui a fait donner le nom de chaude-pisse à cette maladie. Le jet de l'urine est mince, en *vrille*, en tire-bouchon. Pendant la nuit il survient de fréquentes érections qui sont très-douloureuses. Du sixième au huitième jour, à peu près, l'écoulement est plus abondant, s'épaissit, ressemble au lait, puis se colore en jaune ou vert. Les phénomènes inflammatoires avec tuméfaction, rougeur lisse du gland, persistent jusque vers le quinzième ou le vingtième jour pour décroître après ce laps de temps. L'écoulement diminue, devient blanchâtre et disparaît au trentième jour environ. La chaude-pisse, chez l'homme, s'étend souvent au *gland* et à son enveloppe le *prépuce*, et ces deux parties peuvent même être seules atteintes dans quelques cas.

Les symptômes généraux de la blennorrhagie aiguë sont ordinairement de la fièvre, de l'inappétence, du malaise.

Quand la maladie dure très-longtemps, les douleurs disparaissent, et quelquefois il n'existe même, chaque matin, qu'un *suintement* auquel on a donné le nom de *goutte militaire*.

Dans quelques cas, la maladie qu'on croit guérie reparaît sous l'influence la plus légère, c'est la chaude-pisse à *répétition* de M. Ricord.

Une *blennorrhagie* chez l'homme peut se produire en vertu de causes totalement étrangères à la contagion proprement dite; il suffit pour cela d'avoir soit une prédisposition particulière, soit une excitation vénérienne violente ou fréquemment renouvelée.

La prédisposition est parfaitement démontrée par ce fait qu'une femme qui a des relations avec plusieurs hommes dans la même journée, donne seulement à l'un d'eux la *chaude-pisse*.

L'abus des boissons alcooliques, et surtout de la bière, prédispose à la blennorrhagie ; il en est de même de certains tempéraments : le lymphatisme, la scrofule, l'arthritis, l'herpétisme.

La gravelle, par l'irritation qu'elle produit sur la muqueuse uréthale, peut causer son inflammation.

La suppression de certains flux, comme des hémorrhoïdes, de certaines éruptions dartreuses peut parfois donner naissance à un écoulement de l'urèthre, du vagin ou de la matrice, ce qui fait rentrer cette observation dans la blennorrhagie de la femme.

On peut encore citer comme conditions nuisibles à la sécurité des rapports sexuels un vice de conformation : le prépuce trop long ou trop étroit, une trop grande largeur du méat urinaire, l'ouverture de l'urèthre au dessous de la verge au lieu du prolongement dans son épaisseur jusqu'à son extrémité.

Tout le monde sait qu'on peut s'habituer aux poisons donnés à petite dose et progressivement : la sensibilité de la muqueuse génitale peut s'émousser aussi à la longue, au contact d'un liquide irritant. De là, ce fait bien connu de blennorrhagies, résultant de relations passagères avec une femme dont l'amant habituel reste en parfaite santé.

La *blennorrhagie* qui provient de la contagion et celle qui résulte d'excès vénériens, alcooliques ou autres, ne présentent aucun caractère *differentiel.*

L'inflammation uréthrale peut gagner l'épididyme et le testicule, elle prend alors le nom d'*épididymite* et *orchite* ou chaude-pisse tombée dans les *bourses*. De là même manière chez la femme, le mal peut s'étendre à la matrice, aux ovaires et aux ligaments larges.

La prostate peut aussi s'enflammer et des abcès survenir.

Il existe quelquefois un *rhumatisme blennorrhagique*, une ou plusieurs articulations peuvent alors devenir douloureuses ; mais, de toutes les maladies vénériennes, la plus redoutable est l'*ophthalmie blennorrhagique* ou inflammation de la muqueuse du globe de l'œil et des paupières. Cette dernière, à cause de la rapidité foudroyante de ses effets, amène souvent la perte de l'œil atteint. Elle est toujours le résultat de la contagion directe, c'est-à-dire du transport dans l'œil du muco-pus blennorrhagique.

2° *Ulcérations vénériennes ou chancres.*

L'ulcération vénérienne ou chancre est une solution de continuité des parties molles avec perte de substance, accompagnée d'un écoulement du pus plus on moins abondant.

Les *ulcératious vénériennes*, avec leurs complications si fâcheuses, forment une bonne partie des maux qui affligent notre pauvre humanité et la dégradent. On a dit qu'elles n'épargnent « ne couronne, ne crosse, » mais elles sévissent surtout, avec une grande intensité, sur les classes moyennes de la société.

Deux virus bien différents peuvent produire ces ulcérations auxquelles on donne encore les noms de *chancroïde*, *chancrelle*, *chancre simple*, *chancre mou ou non infectant* et de *chancre induré*, *syphilitique ou infectant*.

Chancroïde, chancrelle, chancre simple, chancre mou, non infectant.

Il est parfaitement décrit, pour la première fois, par Celse, au premier siècle de l'ère chrétienne.

Ses principaux caractères sont :

1° De n'avoir pas de temps d'incubation, c'est-à-dire que ving-quatre heures après l'inoculation du pus d'un chancre simple, ses effets spécifiques commencent à se montrer, l'épiderme est soulevé déjà par une sérosité purulente ; au bout de trois ou quatre jours se forme une pustule comme celle de la vaccine, cette pustule crève alors, une ulcération la remplace, le chancre est formé ;

2° Il n'est pas induré, il n'y a pas d'endurcissement des tissus qui sont à la base de l'ulcération ;

3° Il est multiple : plusieurs chancres simples existent ordinairement chez le même sujet ;

4° Quand il est accompagné d'adénites (bubons ou poulains), cet engorgement des ganglions de l'aine suppure presque toujours;

5° Il s'inocule par voisinage : le même malade porte quelquefois un nombre considérable de chancres mous;

6° Il a un aspect particulier.

Chancre simple et bubon.

Le chancre simple présente, comme lésion locale, une certaine gravité, à cause de la facilité avec laquelle il s'étend, se multiplie et produit des bubons.

Sous l'influence de causes locales ou constitutionnelles, le *chancroïde* peut se compliquer de *phagédénisme*. Il se transforme alors en un large et profond ulcère, dont la durée et l'extension possibles échappent à toute prévision. La gangrène aussi peut succéder à l'inflammation violente des tissus environnants et laisser après elle des mutilations irréparables.

Le *bubon* appelé *poulain* à cause de la marche particulière de ceux qui en sont atteints, vient souvent compliquer le chancre mou infectant.

Il y a deux variétés de *bubons*, le *bubon simple* et le *bubon virulent*.

Le premier arrive à la suite d'une écorchure, d'une plaie quelconque, de l'irritation produite par un coup, une marche forcée, un frottement prolongé. Le second, *bubon virulent* ou *d'absorption*, est déterminé par le transport du pus du chancre simple dans les ganglions de l'aine ; il suppure toujours et les bords de la plaie ont tout l'aspect du chancre producteur.

Il peut arriver que le bubon simple ne se termine pas par résolution, c'est-à-dire qu'au lieu de diminuer insensiblement pour disparaître ensuite, il produise du pus ; mais alors ce pus est de bon aspect, et les bords de la plaie sont ceux d'une blessure simple, ordinaire.

3o **Chancre induré, infectant, syphilitique.**

Le chancre infectant, induré, syphilitique est la première manifestation de la *syphilis* ou *vérole*.

On a dit que la syphilis avait été apportée d'Amérique par les compagnons de Christophe Colomb en 1494; mais un passage, trouvé par M. Littré dans les écrits d'un médecin du XIIIe siècle, signale l'infection générale après le chancre contracté par le coït.

On pourrait bien d'ailleurs se demander où et comment la vérole s'est primordialement développée.

Il est des questions qu'on peut discuter indéfiniment sans jamais arriver à les résoudre; de ce nombre sont celles qui touchent à l'origine des choses, y compris les maladies de l'homme et l'homme lui-même. Voltaire a donc eu bien raison de dire avec une pointe d'ironie : « La vérole est comme les beaux-arts, on ignore quel en a été l'inventeur. »

Le pus du chancre induré porte le *virus syphilitique*, cause unique, *sui generis*, de la maladie spéciale appelée *syphilis* ou *vérole.*

Les caractères du chancre infectant sont les suivants :

1° Il est incubant, il apparaît neuf à cinquante jours après l'inoculation;

2° Il est induré, sa base circulaire est dure, et cette induration est d'ordinaire en rapport avec la gravité du mal;

3° Il est solitaire, une seule ulcération existe;

4° Il est accompagné d'adénites qui ne suppurent pas, cet engorgement des ganglions est indolent et multiple;

5° Il ne s'inocule pas par voisinage, il n'est pas réinoculable au même individu : on peut, avec une lancette, prendre du pus d'un chancre induré sur celui qui le porte, déposer ce pus sur un point voisin ou éloigné, et, lorsqu'on obtient quelque chose, ce n'est qu'une inflammation insignifiante de la piqûre;

6° Il a un aspect cupuliforme en entonnoir, le fond de la capsule est sombre, grisâtre, les bords sont lisses, durs et luisants.

Dualité des virus chancreux.

Nous avons dit que deux virus bien différents produisent les ulcérations vénériennes, le chancre mou et le chancre induré. Voici, résumé par le Dr Clerc, l'exposé de la doctrine :

1° Un chancre infectant, inoculé à un individu vierge de syphilis, produit chez lui un chancre infectant et lui donne la vérole constitutionnelle, c'est-à-dire une maladie identique avec celle du malade qui a fourni le pus virulent;

2° Le pus du chancroïde, inoculé à un individu exempt de vérole, produit chez lui un chancroïde, c'est-à-dire une maladie identique avec celle qui lui a donné naissance, et *ne lui donne jamais la vérole constitutionnelle.*

3° Le chancre infectant, inoculé à un individu qui a eu ou a actuellement la vérole, ne reproduit jamais le chancre infectant, mais produit le chancroïde quand l'inoculation n'est pas négative, ce qui arrive ordinairement;

4° Le chancroïde, inoculé à un individu ayant la vérole, ou l'ayant eue à une époque antérieure, ne produit jamais qu'un chancre non-infectant, et le produit nécessairement;

5° Le pus du chancre infectant n'est plus

inoculable à celui qui le porte après le quatrième jour (où à peu près, l'époque n'étant pas encore rigoureusement fixée), bien qu'il soit encore pendant longtemps inoculable aux personnes qui n'ont pas la syphilis;

6° Le chancroïde, inoculé à des individus n'ayant pas eu la syphilis, n'a *jamais* produit un chancre infectant ni donné la vérole.

7° Un individu qui a un chancroïde, s'il se met en rapport avec une personne ayant un chancre infectant, contracte fort bien un chancre infectant et prend la vérole; de même, un individu ayant actuellement un chancre infectant ou la vérole manifestée par les accidents accoutumés, s'il a des rapports avec une personne portant des chancroïdes à l'état d'inoculation, contracte parfaitement bien le chancroïde, et, dans ces deux cas, chancre et chancroïde poursuivent et accomplissent parallèlement leur évolution naturelle, comme s'ils existaient isolément sur l'individu en question.

Syphilis ou vérole constitutionnelle.

Les symptômes généraux de la vérole sont presque toujours et fatalement précédés par le *chancre plus ou moins induré.* L'induration est quelquefois fort difficile à constater ; aussi, bien des erreurs se sont produites, et les praticiens les plus expérimentés en la matière se sont parfois trompés sur la nature du chancre soumis à leur jugement,

Une période de quelques semaines à trois ou quatre mois, sépare le début du chancre infectant de l'apparition des accidents généraux de la syphilis.

Un des premiers effets de la vérole constitutionnelle est une altération profonde du sang qui contient une plus grande quantité d'albumine et beaucoup moins de globules. Cette altération du sang amène avec elle la pâleur du visage, la tristesse, l'abattement, des palpitations, une lassitude musculaire très-grande. des douleurs rhumatoïdes, etc.

La syphilis a une marche très-régulière,

très-méthodique dans son développement. L'ordre de succession des *symptômes* de cette maladie est invariable ; On *leur* donne le nom d'accidents *primitifs*, *secondaires* et *tertiaires*.

Les *accidents primitifs* sont le chancre et son induration avec le *chapelet inguinal*. Aux accidents secondaires appartiennent les lésions de la peau et des muqueuses.

Les tissus et les organes placés sous la peau et les muqueuses ; le tissu cellulaire, le tissu fibreux, le tissu osseux, les muscles et les viscères, sont la proie de la syphilis tertiaire.

Accidents primitifs.

En même temps que ce chancre s'indure, dans l'aine se produit un engorgement des ganglions superficiels.

Bien souvent ces bubons, ces ganglions indurés ne font pas souffrir et passent inaperçus des malades. Ils sont pourtant le caractère le *plus sûr* de l'infection générale, de la vérole constitutionnelle.

L'induration du *chancre infectant* peut-être nulle ou presque nulle et on peut méconnaître sa nature en prenant cette ulcération pour un chancre mou. Mais l'engorgement ganglionnaire vient alors rappeler au praticien la généralisation de la syphilis.

On trouve toujours plusieurs de ces petites glandes et on peut dire qu'il existe réellement un *chapelet* ou une *pléiade* ganglionnaire.

Ces ganglions indurés sont mobiles sous la peau qui ne leur adhère pas et qui ne change ni de couleur ni de température.

Ils finissent, à la longue, par diminuer et par disparaître avec la maladie généralisée dont ils sont un si excellent indice.

Accidents secondaires.

Ce sont les lésions de la peau et des muqueuses.

Six semaines environ après le début du chancre induré, surtout s'il n'a pas été traité, éclate une première *poussée syphilitique* (syphilides) dont les caractères sont les suivants : Mal de tête, douleurs, courbatures dans les membres, croûtes du cuir chevelu, engorgement non douloureux des ganglions postérieurs du cou, les cheveux tombent souvent, mais également sur toute la surface de la tête, il survient une éruption générale de la peau. Cette éruption peut-être une *roséole*, qui consiste en de simples petites tâches roses de la peau. Quelquefois l'éruption est dite *papuleuse* et présente alors de petites élevures de la surface malade. Rarement la *poussée syphilitique* est *vésiculeuse* c'est-à-dire offre des petites vésicules remplies de liquide séreux et de pus. Plus rarement encore les *syphilides* sont de véritables pustules comme celles que l'on voit dans la petite vérole. Enfin exceptionnellement l'éruption est *squameuse* et produit des petites écailles de la peau.

Toutes ces *syphilides* se distinguent des maladies ordinaires de la peau : les superficielles en ce qu'elles ne causent pas de prurit ou démangeaisons, les profondes, en ce que, outre l'absence des démangeaisons, elles sont groupées en forme de lignes courbés ; toutes en ce qu'elles offrent, à leur surface, une couleur *jambon*, *cuivrée*, *sombre*, *chocolat*.

Les lésions des muqueuses appelées encore *plaques muqueuses* ont une teinte laiteuse et bleuâtre avec des reflets irisés. Ces ulcérations légères et superficielles sont fréquentes chez les personnes à tempérament lymphatique. On les voit à l'anus, à la vulve, à la face interne des grandes lèvres, au pli de l'aine, aux bourses, à l'angle rentrant que forment la verge et le scrotum, au gland, à la face interne du prépuce, au creux ombilical, aux lèvres, à la langue, dans le gosier, au conduit auditif externe, à la commissure des orteils, à la racine des ongles. La *plaque muqueuse* succède quelquefois au chancre induré *in situ* et constitue un phenomène de transition de l'accident primitif à l'accident secondaire sans interruption.

Les lésions des muqueuses peuvent se rencontrer comme seuls signes de vérole constitutionnelle confirmée : ces accidents alors sont limités à une seule région ou ils en occupent plusieurs à la fois, comme l'arrière gorge, les piliers du voile du palais, la face interne des joues, la langue, la muqueuse nasale, celle de l'anus, des grandes lèvres, etc.

Six semaines environ après le début du chancre induré, éclate, avons nous dit, une première poussée syphilitique caractérisée par les lésions de la peau et des muqueuses.

Il est bien rare que cette poussée soit la seule. Autrefois on croyait que les poussées successives étaient une *récidive* de la syphilis tandis qu'elles n'en sont qu'un des temps *ordinaires* et véritablement *obligés*.

Aussi quand un malade se présente à son médecin avec les *accidents primitifs*, est-il bon, que celui-ci prévienne le patient et le prépare aux éventualités de l'avenir.

Quand les nouvelles poussées ne consistent que dans la reproduction de quelques-uns des symptômes d'*accidents secondaires* que nous venons de décrire, on voit, après quelques répétitions successives semblables, la maladie s'éteindre d'elle-même.

La seconde période de la *vérole constitutionnelle* est ordinairement de quinze à dix-huit mois. On voit pourtant bien des malades chez qui les accidents secondaires se renouvellent, à plusieurs reprises, pendant un temps beaucoup plus long, sans que jamais la syphilis prenne chez eux, la forme tertiaire.

La seconde et la troisième période se suivent, séparées par de véritables accidents de *transition* ; mais aucun temps déterminé ne préside à ces poussées successives.

Quelquefois ces deux périodes se succèdent immédiatement ou dans un très-court délai; il faut en général plusieurs mois et le plus ordinairement quelques années pour que la *syphilis tertiaire* se manifeste.

Accidents tertiaires.

Lorsque la syphilis doit être progressive, les nouvelles poussées sont de plus en plus graves et on voit survenir des accidents que l'on pourrait appeler de *transition* : Ce sont des *ecthymas* ou larges pustules comme dans la petite vérole, à base dure et enflammée, qui laissent, après que les croûtes sont tombées, une empreinte rouge persistante ou même une véritable cicatrice ; c'est l'*iritis* ou inflammation de l'iris, membrane circulaire placée à la partie antérieure de l'œil et dont la partie moyenne est percée de l'ouverture appelée *pupille* ; c'est la rhinite ou inflammation de la muqueuse qui tapisse les fosses nasales.

C'est le testicule ou épididyme syphilitique, inflammation du canal A, fig. 5.

Un *malade*, quelquefois, présente depuis cinq, dix, vingt ou trente ans les apparences d'une santé parfaite, et on voit alors survenir des accidents tertiaires. Ce *malade* avait eu quelques symptômes secondaires, cinq, dix, vingt, trente ans auparavant. On peut conclure de là qu'aucun signe particulier ne revèle sûrement la guérison de la *vérole*.

Toutes les causes qui peuvent affaiblir l'organisme, favorisent le développement de la *syphilis tertiaire*.

Les *accidents tertiaires* peuvent être divisés en accidents secs ou de tendance *au retour de la partie affectée à son état naturel* (périostoses, exostoses, tumeurs fibro-plastiques) et en accidents humides ou de tendance *à former du pus* (gommes, caries, nécroses).

Il n'y a aucun enchainement dans la série des accidents tertiaires ; aussi est-il souvent fort difficile de distinguer certaines affections osseuses syphilitiques de celles qui sont scrofuleuses ou autres.

La nature syphilitique de certaines lésions d'organes internes peut être soupçonnée d'après les antécédents du malade ; ce sont les effets du traitement spécial qui viennent plutôt corroborer le diagnostic ou distinction de la maladie.

La *périostose* est l'inflammation du périoste, membrane fibreuse, blanche, résistante, qui forme une enveloppe aux os et les revêt en partie.

L'*exostose* est une tumeur osseuse qui se développe à la surface d'un os, avec la substance duquel elle se confond. Elle est le résultat, ou du gonflement de l'os, ou d'une exsudation à sa surface qui est devenue dure elle-même comme l'os.

Les *tumeurs fibro-plastiques* sont des éminences, des grosseurs plus ou moins volumineuses, généralement rougeâtres, de consistance de chair et qui ne donnent pas de suc. Elles peuvent naître sur toutes les parties du corps.

Les *gommes* sont le produit le plus ordinaire, le plus caractéristique de la période ultime de la vérole. Ces tumeurs portent ce nom, parce que, si on les ouvre de bonne heure, on trouve dans leur intérieur une matière comparable à du mucilage de gomme adragant. Elles peuvent siéger sous la peau ou prendre naissance dans le tissu même des organes profondément situés, dans les *viscères*.

La *carie* des os n'est autre chose que l'inflammation d'un os arrivée à la période de suppuration. La partie malade, en donnant du pus, sert de base à des végétations de mauvaise nature et tend à s'accroître.

La *nécrose syphilitique* est la mortification d'un os ou d'une partie d'os malade. Il s'opère alors dans les parties voisines un travail éliminatoire d'où doivent résulter la délimitation exacte du mal et la guérison.

Quand il existe une inflammation syphilitique d'un os, le patient éprouve toujours, et surtout la nuit, des *douleurs ostéocopes*.

Fort heureusement les *accidents tertiaires* sont rares et on voit ordinairement la syphilis se borner aux symptômes *secondaires* ou *primitifs*.

Végétations.

Les *végétations* sont des excroissances charnues, douloureuses souvent, qui siégent autour et à l'intérieur de l'anus, aux parties génitales de l'un et l'autre sexe, ou au périnée, espace compris entre l'anus et les parties génitales.

Elles naissent plus souvent après la *blennorrhagie* qu'après les autres maladies vénériennes ; elles ne dénotent jamais une infection générale.

Les *végetations* naissent aussi à l'âge de la croissance et pendant la grossesse, en dehors de toute maladie contagieuse. Suivant leur forme on leur donne les noms de crêtes de coq, de choux-fleurs, etc., etc.

Syphilis héréditaire.

Quand nous avons parlé des *fonctions génitales relatives à l'union des deux sexes*, nous avons écrit : Dans la fécondation il y a mélange matériel de la substance du mâle avec celle de l'ovule.

Il n'est donc pas étonnant, après cela, que la syphilis constitutionnelle soit transmissible par hérédité.

La *syphilis héréditaire* procède soit du père, soit de la mère, soit des deux à la fois. La mère peut être infectée avant ou après la conception. On comprend qu'elle puisse être infectée dès le moment de la conception : ce genre de transmission n'a rien de contraire aux données de la physiologie.

Le fœtus procréé par un père syphilitique, atteint des symptômes du mal, peut infecter la mère pendant la gestation. Il est rare, dans ces circonstances, que la femme accouche à terme, et on voit quelquefois la vérole se déclarer chez cette personne à la suite et par suite d'une fausse couche, qui passe aux yeux des gens du monde pour un simple *retard* de l'époque menstruelle. La fausse couche a lieu ordinairement vers le septième mois de la grossesse.

Quand les *accidents héréditaires* surviennent chez l'enfant, c'est rarement aussitôt après la naissance ; le plus souvent, c'est entre le huitième et le vingt-cinquième jour qui la suit.

La marche de la syphilis héréditaire est plus rapide chez l'enfant qui vient de naître que chez l'individu qui contracte la syphilis. Les lésions héréditaires ont d'emblée l'aspect des accidents secondaires. La mort arrive souvent chez l'enfant contaminé. La contagiosité est facile, les lésions des viscères ou organes profonds sont fréquentes, très-fréquentes même et fort graves.

De la contagion de la syphilis.

La *syphilis* ou *vérole* est essentiellement contagieuse mais aussi la moins *vénérienne* des maladies qui naissent le plus souvent à la suite d'un coït impur.

La matière d'un *chancre induré*, communique fréquemment ce mal. Une lésion secondaire peut lui donner naissance ; et, entre tous les *accidents secondaires*, la plaque muqueuse jouit particulièrement de ce triste privilége.

La bouche peut être considérée comme le principal foyer et organe de transmission de la *syphilis secondaire.*

Souvent une nourrice contracte un chancre du *mamelon* en donnant le sein à un enfant dont la bouche est affectée de *plaques muqueuses.*

L'inoculation du sang d'un sujet syphilitique à un sujet sain peut aussi donner la syphilis ; c'est ainsi qu'on explique la transmission par le vaccin recueilli sur un malade. Nous avons dit enfin que la transmission peut être héréditaire ; que la mère peut même s'infecter par la gestation d'un fœtus qui a été procréé par un père vérolé.

Comme le vaccin, le *virus syphilitique,* en se transmettant de génération en génération, a, depuis son origine, graduellement diminué d'intensité. La vérole est certainement moins grave en Europe, aujourd'hui, qu'au moment de sa grande apparition, vers 1494.

Nous ne voulons pas dire un mot du traitement des maladies que nous venons de décrire. Nous sommes bien persuadé, bien certain que le malade trouvera auprès de son médecin une consultation plus intelligente et plus efficace que celle qu'il puiserait, lui-même dans un simple formulaire. Chaque cas particulier demande en effet un traitement tout à fait spécial, que la sagacité et l'expérience de l'homme de l'art permettent à lui seul de prescrire sûrement avec avantage.

MOYENS PRÉSERVATIFS

DES MALADIES VÉNÉRIENNES.

Les moyens préservatifs des maladies vénériennes peuvent se diviser en généraux, particuliers et spéciaux. Nous appellerons *moyens généraux* ceux qui s'appliquent aux prostituées placées sous la surveillance de la police, aux soldats, marins et ouvriers des ports soumis à la visite sanitaire.

Les moyens *particuliers* seront ceux que chaque individu peut appliquer à lui-même, avant, pendant et après le contact vénérien.

Nous donnerons le nom de *spéciaux* aux moyens qui permettent de distinguer *de visu* l'état sain de l'état maladif des organes.

1o *Moyens préservatifs généraux.*

Les moyens préservatifs généraux ne sont pas les mêmes dans tous les pays, nous exposerons néanmoins ceux qui sont mis en vigueur à Paris, parce que ceux des autres contrées présentent beaucoup de points similaires. Disons tout de suite qu'en Amérique et en Angleterre la prostitution est libre et que par conséquent, les femmes qui s'y adonnent ne sont pas soumises à la visite sanitaire. Aussi dans les villes d'Angleterre et des Etats-Unis, dans tous les ports de mer fréquentés, la proportion des femmes infectées est très-grande. On peut considérer les marins et les voyageurs comme des foyers ambulants de ces tristes maladies, qu'ils promènent d'une ville dans une autre, pour y faire partout des victimes.

Pour empêcher la propagation du mal vénérien, il serait utile d'avoir recours à un réglement international qui soumit, au départ et à l'arrivée, le voyageur terrestre ou marin à une visite sanitaire. Les maladies qui nous occupent sont, en effet, aussi dangereuses que la peste, que le choléra, et on comprend facilement que la quarantaine soit le meilleur moyen d'en empêcher l'extension et la propagation.

Voici, formulés par les hygiénistes, les desiderata de la police médicale et de l'hygiène publique :

1° L'inscription, dans toutes les localités de France, des filles se livrant à la prostitution de notoriété publique ;

2° Leur visite faite, tous les quatre jours par des médecins et l'emploi du spéculum pour les visiter ;

3° La visite hebdomadaire, dans toutes les villes de garnison, faite par les soins de leurs chirurgiens respectifs, des hommes appartenant aux troupes de terre ou de mer, et l'envoi des hommes malades à l'hôpital ;

4° L'admission des vénériens dans les hôpitaux généraux, sans pour cela supprimer les services spéciaux ;

5° L'amélioration du régime de certains hôpitaux spéciaux ;

6° La multiplication des consultations

publiques, avec distribution gratuite de médicaments ;

7° L'interdiction absolue de toute provocation sur la voie publique.

A Paris le règlement de la police des mœurs est le suivant :

« Toute femme qui se livre notoirement à la prostitution publique est réputée fille publique et enregistrée comme telle, soit sur sa demande, soit d'office.

« La mesure de l'enregistrement consiste dans l'inscription sur un registre particulier, des noms et prénoms de la fille publique, de son âge, de son pays, de sa demeure, de sa profession antérieure et des motifs qui l'ont déterminée à recourir à la prostitution.

Avant l'enregistrement il lui est donné connaissance des règlements concernant les filles publiques.

« L'enregistrement est presque toujours volontaire ; on n'y procède d'office qu'à l'égard du petit nombre de femmes qui, livrées manifestement à la débauche, déjà arrêtées plusieurs fois pour fait de prostitution, ou atteintes de maladies contagieuses, refusent de se soumettre à des mesures auxquelles il est du devoir de l'autorité de les assujettir dans l'intérêt de l'ordre et de la santé publique.

« Les filles publiques enregistrées se divisent en deux classes : les isolées, c'est-à-dire celles qui ont un domicile particulier, soit à terme, soit en garni, et les filles de maisons ; dénomination affectée à celles qui demeurent dans les maisons de prostitution dites maisons de tolérance.

« Elles indiquent au moment de l'enregistrement la classe à laquelle elles veulent appartenir, et peuvent ensuite passer d'une classe à l'autre après déclaration préalable.

« Les femmes qui tiennent des maisons de tolérance et qu'on appelle *maîtresses de maisons* ne peuvent exercer sans l'autorisation de l'administration, autorisation qu'elles n'obtiennent que sur la production du consentement écrit du propriétaire de la maison où elles veulent s'établir.

« Par des raisons de convenance, ces maisons doivent être éloignées le plus possible des églises ou des temples, des palais nationaux, des monuments, des administrations ou établissements publics et des maisons d'éducation.

« Dans l'intérêt des habitants voisins, « on exige que les fenêtres des maisons de « prostitution soient garnies en dedans de « doubles rideaux, et en dehors de jalou- « sies ou persiennes avec cadenas et que « les vitres soient dépolies.

« Les maîtresses de maisons sont res- « ponsables des désordres qui ont lieu, soit « à l'intérieur, soit à l'extérieur de leur ha- « bitation, par le fait des filles qu'elles lo- « gent ou qu'elles reçoivent passagèrement.

« Celles qui ne se conforment pas aux « obligations qui leur sont imposées, sont « privées passagèrement ou définitivement « de leur tolérance. »

« Le nombre des filles qui peuvent « demeurer dans les maisons de tolérance « est subordonné à la localité. »

« L'obligation la plus importante que « l'enregistrement impose aux filles publi- « ques est celle de subir des visites sani- « taires périodiques, car si, d'un côté, l'au- « torité a été dirigée dans le parti qu'elle

« a pris à l'égard de ces femmes, par le « désir de réprimer le scandale qu'elles « occasionnent, elle a eu surtout en vue de « prévenir ou d'arrêter les effets de l'af- « freuse contagion que la prostitution » propage, et tous ses soins tendent à mul- « tiplier les garanties que recommandait « l'intérêt si puissant de la santé pu- « blique. »

A Paris, les visites sanitaires sont gratuites ; les filles isolées sont visitées tous les quinze jours, et les filles de maison une fois par semaine.

Les filles isolées sont munies de cartes, qui, d'un côté, portent leurs noms et prénoms, la demeure et le numéro d'inscription de la fille, lés visas qui constatent les visites bi-mensuelles et leurs résultats : maladie M, état sain S.

L'autre côté de la carte indique les obligations et défenses imposées aux femmes publiques.

Voici le spécimen d'une de ces cartes :

PRÉFECTURE DE POLICE

(*Modèle n° 49.*)

1re DIVISION

2e BUREAU

3e SECTION

OBLIGATIONS ET DÉFENSES

IMPOSÉES AUX FEMMES PUBLIQUES

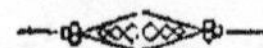

Les filles publiques en carte sont tenues de se présenter, une fois au moins tous les quinze jours, au dispensaire de salubrité, pour être visitées.

Il leur est enjoint d'exhiber leur carte à toute réquisition des officiers et agents de police.

Il leur est défendu de provoquer à la débauche pendant le jour; elles ne pourront entrer en circulation sur la voie publique qu'une demi-heure après l'heure fixée pour le commencement de l'allumage des réverbères, et, en aucune saison, avant sept heures du soir, et y rester après onze heures.

Elle doivent avoir une mise simple et décente qui ne puisse attirer les regards, soit par la richesse ou les couleurs éclatantes des étoffes, soit par les modes exagérées.

La coiffure en cheveux leur est complètement interdite.

Défense expresse leur est faite de parler à des hommes accompagnés de femmes ou d'enfants, et d'adresser à qui que ce soit des provocations à haute voix ou avec insistance.

Elles ne peuvent, à quelque heure et sous quelque prétexte que ce soit, se montrer à leurs fenêtres qui doivent être tenues constamment fermées et garnies de rideaux.

Il leur est défendu de stationner sur la voie publique, d'y former des groupes, d'y circuler en réunion, d'aller et venir dans un espace trop resserré, et de se faire suivre ou accompagner par des hommes.

Les pourtours et abords des églises et temples, à distance de 20 mètres au moins, les passages couverts, les boulevards de la rue Montmartre à la Madeleine, les jardins et abords des Tuileries, du Palais-Royal, du Luxembourg et le Jardin-des-Plantes, leur sont interdits. Les Champs-Elysées, l'esplanade des Invalides, les anciens boulevards extérieurs, les quais, les ponts, et généralement les rues et lieux déserts et obscurs leur sont également interdits.

Il leur est expressément défendu de fréquenter les établissements publics ou maisons particulières où l'on favoriserait clandestinement la prostitution, et les tables d'hôtes, de prendre domicile dans les maisons où existent des pensionnats ou externats, et d'exercer en dehors du quartier qu'elles habitent.

Il leur est également défendu de partager leur logement avec un concubinaire ou avec une autre fille, ou de loger en garni sans autorisation.

Les filles publiques s'abstiendront, lorsqu'elles seront dans leur domicile, de tout ce qui pourrait donner lieu à des plaintes des voisins ou des passants.

Celles qui contreviendront aux dispositions qui précèdent, celles qui résisteront aux agents de l'autorité, celles qui donneront de fausses indications de demeure ou de nom, encourront des peines proportionnées à la gravité des cas.

Les visites périodiques sont, avons-nous dit, l'obligation la plus importante pour les filles publiques; c'est que là, en effet, elles puisent d'utiles conseils pour les soins corporels et moraux. Ces visites sont faites par les médecins de l'administration qui examinent le col de la matrice et les parois du vagin avec le spéculum. La bouche, l'arrière-bouche, le nez, l'anus sont aussi scrupuleusement inspectés. Chose très-curieuse à noter, c'est que le spéculum n'est pas aussi utile qu'on serait tenté de le croire. Le nombre des cas de maladie découvertes au moyen de cet instrument se réduit à un sur mille malades, tout au plus.

Il ne faut pas croire que les filles en *carte* ou en *maison*, présentent une sécurité absolue parce qu'elles sont soumises à la visite.

La surveillance dont ces femmes sont l'objet ne leur garantit pas un brevet de santé.

D'un côté, au moment de la visite, le mal peut être dans sa période d'incubation et ne pas encore présenter de symptômes apparents.

D'autre part, si le *virus vénérien* a été tout récemment déposé *sur* ou *dans* les parties génitales d'une femme, le contact de ce *virus* va être à même de produire ses effets contagieux.

La plupart des femmes publiques ont été plus ou moins atteintes par les *virus*, et de nouveaux accidents peuvent revenir chez elles sous l'influence des excès de toute sorte auxquels elles se livrent.

Il est toujours dangereux d'avoir des rapports avec une femme qui a ses *règles* ; non-seulement on a à craindre, à ce moment une chaude-pisse ou un simple échauffement ; mais le sang d'un sujet en puissance de syphilis peut communiquer la vérole sans qu'il y ait actuellement de symptômes apparents de ce mal.

2° *Moyens préservatifs particuliers*.

Les moyens préservatifs particuliers peuvent se diviser en moyens préservatifs de la blennorrhagie, du chancre simple et des accidents syphilitiques.

1° Moyens préservatifs de la blennorrhagie.

Une femme qui n'est pas atteinte de blennorrhagie donne quelquefois cette maladie ; mais cela n'arriverait jamais si elle prenait des soins de propreté suffisants, si avant d'avoir des rapports sexuels, elle prenait une injection vaginale, et si elle faisait des lotions externes. On peut même affirmer que le plus souvent, une femme malade, en prenant ces mêmes précautions, ne laisserait pas le regret matériel d'avoir subi son contact.

On devra toujours se garder d'une excitation vénérienne prolongée ou trop souvent répétée à de courts intervalles ; rien ne dispose plus que cet oubli des lois de l'hygiène, à contracter un échauffement, un écoulement.

L'homme en état d'ivresse contracte facilement une chaude-pisse, parce que alors il met à accomplir l'acte vénérien une violence et un acharnement qui dépassent toute mesure.

Une excellente précaution à prendre est

de s'abstenir pendant la période menstruelle.

Les rapports sexuels sont aussi plus dangereux le matin à l'heure du réveil ; les pertes blanches, en effet, en séjournant la nuit, ont leur acreté naturelle augmentée et prédisposent à l'écoulement.

On n'oubliera pas que l'écoulement des lochies par le vagin après l'accouchement, écoulement que l'on croit ordinairement être du lait et qui est du pus, peut être une cause d'inflammation du canal de l'urètre chez l'homme et lui donner la chaude-pisse. On sera donc assez sage pour avoir la patience d'attendre que les organes maternels, violentés par l'enfantement, soient rentrés dans leur état normal.

Uriner aussitôt après un coït suspect est une bonne précaution, connue depuis longtemps, et toujours excellente.

Nous ne parlerons que, pour mémoire, du vêtement ou sac protecteur appelé condom ; ce préservatif est trop fragile et trop facilement se déplace pour qu'on puisse oser le conseiller. De plus cet instrument est contre nature, parce qu'il fait obstacle au but de l'acte génital.

On apprendra avec intérêt qu'un bref du pape a condamné cette invention en 1826, « parce qu'elle entrave les décrets de la Providence, qui a voulu punir les créatures par où elles avaient péché. »

On pourrait résumer ainsi qu'il suit la prophylaxie ou préservation de la blennorrhagie :

Pour le sujet malade et exposé à *communiquer son mal*, si c'est une *femme*, elle devra faire une injection avec l'eau ordinaire et mieux avec le vinaigre de toilette ; le vinaigre phéniqué ou le phénol donneraient plus de garanties. Si c'est l'*homme* qui est *malade* et par conséquent exposé à *donner*, il devra uriner immédiatement avant le coït.

Pour le sujet sain, exposé à prendre la chaude-pisse ; si *c'est une femme*, elle fera une injection avec l'eau vinaigrée, avec l'eau additionnée de vinaigre phénique ou de phénol ; si c'est *un homme*, il ne laissera pas le coït incomplet et devra uriner aussitôt l'acte accompli, après avoir laissé un instant l'urine distendre le canal et aussi le prépuce tiré et tenu fermé par son extrémité libre. De cette façon l'urine baigne et lave toute la muqueuse du prépuce et du gland. Une injection d'un quart de petite seringue avec du vin, retenue avec le bout du doigt bouchant le méat, donne des garanties, si l'on ne tarde pas plus de cinq minutes après le coït, à la faire, on doit aussi laver toute la muqueuse du gland et du prépuce.

2° Prophylaxie ou moyens préservatifs du chancre mou, non infectant.

Quand une personne, homme ou femme, est atteinte d'une ulcération simple, non infectante, d'une chancrelle ou chancre mou et obligée d'avoir des rapports sexuels, elle devra mettre sur l'ulcération, préablement cautérisée avec le nitrate d'argent, trois couches de collodion élastique et puis de l'huile ou un autre corps gras.

La personne saine exposée à *prendre l'ulcération* cautérisera toute écorchure, enduira ses parties génitales d'un corps gras, se lavera après le coït, non en jetant de l'eau sur les parties qui ont eu contact, mais en les mmergeant dans l'eau phéniquée pendant quelques minutes; l'homme aura soin d'y faire plonger tout particulièrement la partie moyenne et supérieure du reflet qui sépare le gland du prépuce.

Moyens préservatifs de la syphilis.

La *personne malade*, exposée par consequent à communiquer son mal, ne doit jamais oublier que toute lésion spécifique, toute solution de continuité, toute plaie, à *toute période*, peut être contagieuse.

Elle ne devra donc se fier à aucun des agents vantés pour neutraliser le danger qu'elle peut faire encourir par son contact.

Nous ne parlerons guère de la *syphilisation* espèce de vaccination, proposée comme préservatif assuré de la syphilis, par M. le Dr Diday de Lyon, et défendue avec talent par Auzias-Turenne à Paris.

Elle a été condamnée en 1852 par l'académie de médecine, sur le rapport de Bégin et en 1867 par le congrès médical international, tenu aussi à Paris, lors de la grande exposition universelle.

Les préservatifs chimiques ont été et sont encore souvent employés, surtout dans les maisons publiques. A Bruxelles, on se sert d'une solution de lessive de soude, à la dose d'une partie pour 20 parties d'eau.

A Bordeaux, voici la formule de l'eau hygiénique, tonique :

Alun cristallisé.	15 grammes.
Sulfate de protoxide de fer.	1 —
Sulfate de cuivre.	1 —
Alcoolé aromatique composé.	0,60 cent.
Eau commune	1 litre.

A Lyon, M. le Dr Rodet préconise l'emploi du mélange suivant :

Eau distillée.	32 grammes.
Perchlorure de fer. . .	de chaque 4 gr.
Acide citrique.	
Acide chlorhydrique. .	

On a proposé encore, immédiatement après le coït, des lotions avec une solution de bichlorure de mercure, additionnée de laudanum, d'acétate d'ammoniaque et d'alcool.

M. Ricord recommande surtout, immédiatement avant le coït, l'onction des organes par un cors gras quelconque.

Les préservatifs particuliers sont, en définitive, d'une valeur médiocre, M. Ricord s'exprime ainsi sur ce sujet :

« Des lotions doivent être exactement « faites sur toutes les parties accessibles, « et des injections dans celles qui sont plus « profondément placées... En général, si « les femmes étaient propres, les maladies « vénériennes dans leur ensemble seraient « moins communes. »

M. Garin s'arrête à peu près à la même conclusion :

« En résumé, malgré tous les essais entre« pris pour se prémunir lui et les siens « contre les dangers auxquels il s'expose si « légèrement, le libertin n'a pas de pro« phylaxie anti-vénérienne plus sûre que « l'examen sanitaire préalable et les soins « consécutifs de propreté prescrits par la « plus vulgaire prudence.

M. Cullerier enfin dit :

« .... Ces deux expériences prouvent sur« abondamment que la contagion véné« rienne par l'intermédiaire du vagin, qui

« jusqu'à présent n'a été regardée que com
« me possible, est désormais un fait acquis
« à la science, et ce qui n'était qu'une pro-
« babilité passe à l'état de certitude... Je
« n'ai pas besoin de faire remarquer com-
« bien ces expériences indiquent l'utilité
« des moyens prophylactiques de la syphilis
« et pour moi ces moyens se réduisent à un
« seul vraiment efficace, le lavage à grande
« eau, avec ou sans addition de substances
« étrangères après un coït suspect.

3° *Moyens préservatifs spéciaux.*

Nous avons réservé le nom de moyens préservatifs spéciaux à ceux qui permettent de distinguer de *visu* l'état sain de l'état maladif des organes génitaux et des autres parties du corps atteintes à la suite de la contagion vénérienne ou non vénérienne. Nous avons vu, en effet, que la syphilis est la moins vénérienne de toutes ces maladies puisqu'on la voit survenir souvent après avoir bu, par exemple, dans le verre d'une personne malade. Le vaccin, pris sur un sujet atteint de syphilis, peut, s'il est mélangé de sang, donner la vérole à un individu sain. Une nourrice malade peut donner la vérole à un enfant sain, et réciproquement un enfant malade donne quelquefois son mal à sa nourrice. On voit encore la syphilis arriver fréquemment chez les ouvriers, qui soufflent le verre, chez les personnes qui jouent des instruments à vent. La pipe peut communiquer le mal lorsqu'elle passe d'une bouche malade à une bouche saine. Les instruments chirurgicaux ont malheureusement aussi quelquefois communiqué la vérole ou la chaude-pisse lorsque l'incurie du médecin lui avait fait oublier de les tenir propres.

Le professeur Jeannel de Bordeaux, dans son excellent livre sur la prostitution, nous apprend que dans les maisons publiques :

« En général, les matrones recomman-
« dent aux filles de *visiter les hommes* avant
« de se laisser approcher. Il arrive souvent
« que la fille qui a conçu des doutes, ap-
« pelle la matrone ou la sous-maitresse qui
« procèdent à un examen minutieux de
« l'organe suspect; un renvoi ignominieux

« succède à la constatation d'un écoulement « blennorrhagique ou d'une ulcération.

« Aussi lorsqu'une fille hors d'âge veut se « placer en qualité de *sous maitresse*, fai- « sant l'énumération de ses titres et quali- « tés, elle ne manque pas de dire : *je sais* « *très bien visiter les hommes.* »

« Les enseignements que les prostituées « peuvent recevoir à cet égard répugnent à « la dignité du médecin. »

« Quant aux mesures administratives « conseillées dans le but de constater l'inté- « grité sanitaire des hommes à leur entrée « dans les *Brothels*, ce sont des rêves insen- « sés ; on ne trouverait personne pour les « exécuter, personne pour s'y soumettre ».

Et plus loin :

« En 1769, un anonyme, cité par Lagneau « osa proposer d'établir aux barrières de Pa- « ris des bureaux où chaque personne, hom- « me, femme ou fille, entrant dans la ville, « serait tenue de se faire examiner, de ma- « nière à ne laisser entrer aucun vénérien.

« Il serait oiseux de s'arrêter à discuter « une pareille proposition dont l'absurdité « est frappante.

« Après les mesures sanitaires que j'ai « proposées, concernant les équipages de la « marine militaire et marchande, il res- « terait sans doute à regretter que l'im- « portation des maladies vénériennes par « les passagers des navires comme par « les voyageurs qui franchissent les fron- « tières terrestres, pût continuer librement, « mais je ne crois pas que, dans l'état actuel « des mœurs européennes, il soit possible « de songer à soumettre les arrivants à des « visites sanitaires et à la séquestration. De « ce côté, le problème parait insoluble. S'il « ne l'était pas absolument du côté des « équipages des navires en partance, c'est « surtout parce que les hommes qui s'en- « gagent à faire un service pendant une « traversée, peuvent être tenus de prouver « leur validité. »

De tout cela nous concluons que, concur- remment aux moyens préservatifs généraux employés en France, on doit aussi user des moyens préservatifs particuliers les plus simples ; mais surtout on doit apprendre à passer *soi-même* la visite sanitaire. Il est très-facile en effet de reconnaître la blennorrhagie et les ulcérations vénériennes.

On va nous objecter qu'il est difficile d'*oser* demander l'examen des organes; nous répondrons que c'est de la puérilité et que jamais d'ailleurs une personne *saine* ne se refusera à cet examen si simple et si logique.

Il est étrange en effet qu'il soit entré dans nos habitudes de ne jamais louer un objet quelconque sans prendre connaissance de l'état dans lequel il se trouve, et que sur le point particulier dont il est question ici, on puisse déroger.

On pourra dire encore : mais toute illusion nous sera enlevée par cette examen. Nous répondrons tant mieux ! Et si alors vous vous abstenez vous serez sûrement préservé du mal vénérien, que nous désirons si ardemment voir à jamais disparaître.

Il est vrai que cette question de l'examen préalable fait par soi-même rencontre de sérieuses difficultés lorsqu'on embrasse dans toute son étendue le mal qu'il est appelé à prévenir. Car, même en France, où la police des mœurs semble, mieux que dans d'autres pays, protéger la société en refrénant et surveillant ce qu'on nomme la *prostitution publique*, nous avons encore à combattre celle qui se dérobe et est d'autant plus dangereuse dans ses ravages.

Or comment régulariser, sur ce terrain inavoué, le déréglement des passions, et faire intervenir la précaution sanitaire que nous venons d'indiquer dans des rapports qui excluent souvent la brutalité d'un tel procédé sans être exempt de péril? N'est-il pas une sorte d'injure pour les femmes qui ignorent la présence même du danger dont elles justifient, à leur insu, la crainte?

L'embarras ici doit nous faire comprendre qu'il est des maux qu'on ne peut atteindre qu'à leur source, comme si la nature en frappant la société d'impuissance à leur égard, voulait la punir de les avoir fait naître.

Je sais bien qu'en faveur de la prostitution on invoque sa haute antiquité dans le monde et l'intérêt de la sécurité du mariage. On la présente comme un dérivatif nécessaire des passions désordonnées, et pour ceux qu'elles agitent un honnête calmant, mais a-t-on bien songé aux nombreuses victimes qu'on immole dans ce but? et la profonde dégradation où on plonge une partie de la famille humaine peut-elle être la condition providentielle de l'honneur des autres?

Telle est pourtant l'étrange logique de ceux qui prétendent justifier par sa nécessité la prostitution publique. Je n'insiste pas et je laisse au vrai moraliste le soin de répondre au nom des principes élevés qui plaident la cause de tant de pauvres créatures sacrifiées. Ces principes de justice sociale interviennent ici nécessairement, et le côté moral va s'imposer de nouveau dans la question médicale par l'insuffisance et l'extrême difficulté de tout préservatif contre les dangers de la prostitution clandestine. Le mal qu'elle recèle dans ses flancs et qui dévore la fleur des générations accuse moins la médecine prophylactique désarmée que la société infidèle à ses devoirs.

Voyons, en effet, où s'alimente la prostitution; quelles sont les principales causes qui la produisent à l'état latent, avant qu'elle devienne publique. Après avoir fait la part, dans la femme, de tous les mauvais penchants qui la rendent responsable des désordres où elle se précipite elle-même, tels que la paresse, la gourmandise, l'amour du luxe et des plaisirs faciles, qui n'est pas frappé d'abord de la position inférieure que la société fait à la femme? Je ne parle pas de l'inégalité encore maintenue à son égard dans certaines lois, où l'on reconnait, malgré l'influence chrétienne, quelque chose de la chaîne antique. Mais dans l'ordre économique, et au point de vue du travail qui intéresse tant la dignité humaine, notre société tient-elle compte de la faiblesse des femmes, et rénumère-t-elle les efforts de ce sexe de manière à sauvegarder son indépendance.

C'est pourtant cette indépendance, fruit d'un labeur toujours accessible et suffisamment rétribué, qui est la meilleure garantie des bonnes mœurs ; l'honneur n'a pas de plus sûr bouclier : aussi voyez comme, sans cette condition, chez la femme isolée tout périclite !

Lorsque la société manque à les protéger elle-même, et méconnait avec leurs besoins les légitimes aspirations de leur cœur, que voulez-vous que deviennent les jeunes filles qui n'ont plus de famille et surtout celles qui n'en ont jamais eu ?

Cette dernière classe d'infortunées est très nombreuse : ce sont des enfants naturels abandonnés et recueillis par l'assistance publique.

La religion les abrite quelque temps sans doute et nourrit leur enfance de saines pensées, mais les hasards du monde s'emparent ensuite de ces êtres faibles, livrés dès lors aux dangereuses servitudes de la pauvreté, sous ses diverses formes. Que ce soit la domesticité de la ferme ou de la maison bourgeoise, le milieu contagieux de l'usine ou de la manufacture qui les reçoive, presque partout se trouvent, sous les pas de ces jeunes filles sans expérience et sans soutien, les écueils de la tentation et des entreprises libertines. Leur beauté même leur est funeste, et cette dot de la nature ne fait qu'ajouter aux périls de leur indigence.

Que peut alors pour les sauver le fragile enseignement qui passa sur une enfance attristée sans pénétrer leur cœur par les douces affections de la famille ? Au lieu de cette salutaire empreinte, c'est celle de leur naissance qui semble les vouer fatalement à la débauche, en leur en communiquant peut-être le germe ; et au lieu de la généreuse indulgence qui pourrait, après le malheur d'une première faute, les relever, ces pauvres filles ne trouvent trop souvent que la froideur du mépris dans leurs anciennes protectrices qui les repoussent.

Une telle protection, si sévère, sait-elle bien où est la honte dont elle croit s'éloigner en retirant ses bienfaits ? Ne voit-elle pas qu'alors, au contraire, elle se rend complice du vrai coupable dans les fautes dont elle rougit, et qu'elle achève, par un injuste abandon, l'œuvre d'une société trop peu soucieuse du sort et de la dignité de la femme? Car si celles dont nous parlons sont tombées une première fois, c'est encore un coup, parce que la société ne les a pas suffisamment protégées, du moins la plupart; et si leur chute en s'aggravant les jette finalement dans le gouffre de la prostitution, c'est que souvent les seuls appuis qu'elles rencontrent se retirent d'elles.

Nous venons de signaler une des sources où s'alimente la prostitution clandestine et avec elle le plus grave danger que la médecine cherche à atténuer, ne pouvant les conjurer tout à fait. Mais à ce triste contingent fourni par les naissances illégitimes, il ne faut pas oublier de joindre celui qui résulte du déclassement d'un grand nombre de jeunes filles. Si la famille n'a pas manqué à ces dernières au début de la vie, il leur a manqué une autre protection non moins importante qui est la sage mesure d'une éducation en rapport avec le défaut de fortune.

La position sociale de leurs parents n'en

avait que les fausses apparences, et ce fut là la première cause de déviation pour de jeunes personnes, habituées dès l'enfance à des élégances extérieures sans appui dans l'avenir. L'éducation qu'on leur donne ensuite par privilége et que décore un titre brillant, ne fait que développer avec leur imagination les rêves d'une existence de luxe, jusqu'au jour où elles se trouvent au milieu des séductions du monde, pauvres et en face de l'inexorable loi du travail. C'est alors, pour la plupart, le moment d'une chute plus ou moins prompte, et dont les contre-coups, les meurtrissures de plus en plus dégradantes, aboutissent enfin à la prostitution inavouée. Le médecin a aussi trop souvent à leur demander compte de la santé publique.

Nos vues diffèrent de la façon la plus complète de celles du professeur Jeannel quand il dit : « que les enseignements que les prostituées peuvent recevoir au sujet de la visite sanitaire des hommes répugnent à la dignité du médecin. »

Nous pensons, au contraire, qu'en présence des ravages que font chaque jour les maladies vénériennes dans les deux sexes, il serait temps de prendre des mesures en rapport avec la gravité du mal. Nous pensons, et c'est là qu'existe le seul moyen prophylactique sérieux, qu'il est temps de donner à ceux qui peuvent contracter ces maladies contagieuses, les renseignements capables de leur faire distinguer les organes génitaux à l'état sain et à l'état de maladie.

Pour notre part, nous avouons qu'il ne répugnera jamais à notre dignité de donner aux personnes de l'un ou l'autre sexe les enseignements nécessaires à leur propre garantie sanitaire.

Nous avons même l'intention de fonder une sorte de musée où seront en quantité suffisante des organes génitaux à l'état sain et aux diverses périodes de maladies.

Nous allons, en attendant, décrire les lésions ou maladies des organes génitaux chez la femme et chez l'homme.

Rappelons auparavant que ces organes génitaux sont tapissés, dans les deux sexes, par une membrane muqueuse, espèce de peau interne qui se continue avec le tégument externe. Cette membrane muqueuse, à l'état sain, est tout à fait pareille par sa couleur à celle qui tapisse les autres ouvertures naturelles. Il est facile, d'ailleurs, de s'assurer de l'exactitude de ce fait par la simple expérience personnelle, par exemple, en examinant la membrane muqueuse qui tapisse la bouche et en la comparant avec celle des organes de la génération.

Cette comparaison, pour être plus sûre, plus effective, doit se faire quand le sang afflue vers les organes génitaux, c'est-à-dire quand il y a érection ou désir vénérien.

On comparera les parties humides des organes de la génération avec la muqueuse humectée des lèvres, avec l'intérieur de la bouche. Les parties de la muqueuse des organes génitaux directement soumises à l'air extérieur seront comparées aux parties des lèvres de la bouche qui sont aussi soumises au contact extérieur.

a. *Diagnostic ou moyens de reconnaître la blennorrhagie chez la femme.*

Les organes externes de la génération chez la femme, présentent chez chacune d'elles des différences de conformation si variées, qu'il est utile d'en prévenir le lecteur. Chez les unes, les grandes lèvres sont très-volumineuses; chez d'autres, ce sont les petites lèvres qui font saillie entre les grandes et qui pendent d'une façon démesurée; chez d'autres enfin, c'ést le clitoris qui a quelquefois des dimensions très-fortes et qui font ressembler cet organe à la verge de l'homme. On peut certainement affirmer que ces parties génitales externes offrent à la vue de l'observateur des différences de similitude aussi grandes que celles qui existent dans les visages. Heureusement la couleur de la membrane muqueuse à l'état sain est toujours la même, et nous avons dit qu'on devrait avoir soin de la comparer à celle de la bouche. On devra toutefois tenir compte d'une petite différence qui consiste en une coloration un peu plus fortes chez les femmes dont les parties viennent de subir un contact, un attouchement.

Si l'ensemble de la vulve est rouge, enflammé, chaud, brûlant, s'il suinte un liquide coloré, ou jaune, ou verdâtre, on devra, après avoir écarté les glandes lèvres des petites, après avoir examiné le méat et l'orifice du vagin, prévenir la femme que son contact peut être nuisible, qu'elle a un échauffement.

Si l'entrée du vagin seule est rouge, très-rouge, on devra encore s'abstenir, car cette inflammation de l'orifice s'étend ordinairement à toute la longueur du vagin. Le méat sera également examiné et sa couleur normale indiquera de même son état de santé.

Ainsi la blennorrhagie chez la femme, qu'elle s'étende à la vulve, à l'uréthre et au vagin ou seulement à une partie de ces organes, est caractérisée par de la rougeur par l'injection de la muqueuse ou l'état de réplétion de ses vaisseaux capillaires par le sang, par l'inflammation des follicules, petites glandes placées sous la muqueuse.

Quelquefois à la rougeur et à l'inflammation de la muqueuse s'ajoute l'engorgement des parties plus profondément situées, d'où résultent des indurations plastiques et aussi des abcès.

Dans ce dernier cas, la douleur est telle qu'une femme atteinte de ce mal ne pourrait subir de rapprochement sexuel. Pourtant cet abcès en se vidant cesse d'être douloureux, il se forme alors assez souvent un véritable trajet fistuleux qui suinte du pus ou du muco-pus. On aura le soin d'examiner et de laisser en repos cette personne malade.

b. *Diagnostic ou moyens de reconnaitre chez la femme, les ulcérations vénériennes et leurs complications.*

Nous n'avons pas de moyens qui nous permettent de reconnaître *infailliblement* si une ulcération vénérienne est un chancre simple ou s'il est infectant. Le mode de développement de l'ulcère, de la plaie, sa forme, son aspect ne fournissent à cet égard que des signes de présomption.

Un seul caractère permet de reconnaître sûrement qu'un chancre est infectant : c'est l'induration de sa base et des ganglions qui lui correspondent. Un chancre peut être mou, non induré et donner suite aux symptômes généraux de la syphilis ; c'est là, il est vrai, une exception mais cela enfin arrive.

Cette distinction de la nature de l'ulcération n'est pas utile, puisqu'il suffit de constater la plaie pour avoir la certitude que la femme est malade et éviter son contact.

Pour procéder à l'examen d'une femme on se rappellera toujours la couleur normale de la membrane muqueuse à l'état sain.

On écartera avec soin les grandes des petites lèvres, on examinera le clitoris, les petites lèvres, le *meat* et l'entrée du vagin. La conformation des lèvres d'un côté doit être ordinairement pareille de l'autre ; si un gonflement existait, une différence dans le volume, la couleur. l'aspect, ce serait une raison pour voir de plus près. Une place, une ulcération, s'il en existe, est bien facile à constater quand on regarde dans la bouche de quelqu'un et qu'on y voit une solution de continuité, des points blancs, des places blanches ou autrement colorées qu'à l'état normal. Aux parties génitales c'est absolument la même chose, il n'y a pas plus de difficulté à reconnaître le mal ; la plaie ou ulcération est toujours caractérisée par une couleur anormale, rouge ou le plus souvent blanche, grisâtre, avec ou sans *suintement.*

Cette plaie, quand l'ulcération est un chancre induré, est assez lisse, grisâtre, à aspect uni, net et brillant ; ses bords, lisses aussi, sont luisants, vernis, indurés, à fond sombre, grisâtre ; si l'aspect est cupuliforme, l'induration circulaire est caractéristique. Enfin il y a engorgement indolent et multiple des ganglions voisins, de l'aine qui ne suppurent pas.

Quand l'ulcération est un chancre mou non induré, simple, appelé encore chancrelle par quelques syphiliographes, la forme de l'ulcère est irrégulière, ses bords sont mous. Ce genre de plaie est accompagné souvent, mais pas toujours, d'adénite monoganglionnaire ou *poulain* qui suppure ou qui ne suppure pas. *Jamais* cette plaie ne donne lieu aux manifestations constitutionnelles de la vérole.

On examinera toujours les plis de l'aine de chaque côté car il peut se trouver là des glandes assez volumineuses pour indiquer de suite un bubon ou la vérole. Dans ce cas on trouvera presque constamment une plaie à la vulve.

Dans tous les cas on regardera aussi soigneusement la commissure ou union inférieure des petites lèvres et celle des grandes lèvres, ainsi, que le pourtour de l'anus.

L'adénopathie inguinale et l'occipitale, c'est-à-dire le gonflement des ganglions lymphatiques de l'aine et du cou, est l'un des meilleurs signes par lesquels on puisse découvrir une vérole à peine née ou une vérole partout éteinte et dont il ne reste plus que cette trace. Nous venons de parler de l'aine et nous avons dit que, s'il y a là gonflement des glandes, il faut chercher si une ulcération existe aux parties génitales externes de la femme et au pourtour de l'anus. De même, si au cou il existe des glandes, on devra penser qu'il peut y avoir une ulcération dans la bouche; on regardera avec soin la partie interne des lèvres, le palais, le voile du palais, les parois internes des joues, les côtés et les faces de la langue, les amygdales, le fond de la gorge. Souvent, quand une femme à la voix enrouée, c'est qu'il y a ou qu'il y eu ulcération syphilitique des cordes vocales: on devra dès lors porter son attention sur les parties qui devront subir le contact.

Enfin éviter le rapprochement d'une femme qui a ses règles est une très-sage précaution pour éviter la blennorrhagie ou la vérole; car le sang d'une femme syphilitique peut donner la vérole à celui qui porterait à la verge, au moment du contact, une légère écorchure.

c. *Diagnostic ou moyens de reconnaitre la blennorrhagie chez l'homme.*

Regardez tout d'abord le linge, et, si la chemise est tachée en jaune, jaune verdâtre ou vert, inspectez alors minutieusement l'organe malade. Il sera même prudent de s'arrêter au premier examen : *dans le doute il vaut mieux s'abstenir.*

Rien n'est facile comme l'inspection sanitaire de l'homme : On découvrira le gland pour s'assurer s'il n'existe pas d'ulcération, de balanite ou inflammation de cette partie de la verge. On passera ensuite le doigt sur tout le trajet (N. fig. 4) du canal de l'urèthre d'arrière en avant pour voir si une gouttelette de pus ne vient pas poindre au *méat* ou orifice externe de l'urèthre. On s'assurera que la couleur de la muqueuse du gland et du méat est bien normale, c'est-à-dire si elle est celle des autres membranes muqueuses saines. On aura, nous le répétons, pour l'examen de ces muqueuses à l'endroit de la couleur, un terme de comparaison excellent dans la coloration des lèvres de la bouche du sujet soumis à l'inspection.

Si, en passant le doigt sur le trajet du canal de l'urèthre, on trouve une partie dure, engorgée, ou si un engorgement de ce conduit existe dans une grande étendue, ou sera très-circonspect, un écoulement doit exister.

Quand la *chaude-pisse* est tombée dans les bourses, il y a épididymite ou orchite blennorrhagique, c'est-à-dire inflammation de l'épididyme (A fig 5) ou du testicule; la douleur de ces parties est telle alors que l'homme ne cherche jamais dans ce cas à satisfaire ses désirs vénériens.

La région prostatique du canal de l'urèthre est toujours ici et nécessairement enflammée, et c'est l'extension de cette inflammation qui amène l'épididyme ou l'orchite.

d. *Diagnostic ou moyens de reconnaitre chez l'homme les ulcérations vénériennes et leurs complications.*

Ce diagnostic est très-simple et très-facile puisqu'il consiste à bien voir si le méat, le gland, la couronne du gland, le sillon qui sépare le gland du prépuce, le filet, le prépuce, la peau de la verge ou celle des testicules ou encore le pourtour de l'anus ne présentent pas une solution de continuité, une plaie.

Le chancre infectant occupe souvent le méat urinaire, la couronne du gland ou le sillon glando-préputial. Huit fois sur dix au moins, les ulcérations de la verge, du pubis et du scrotum sont des chancres indurés. Dans la moitié des cas à peu près, le chancre simple ou le chancre induré affectent la muqueuse du gland et du prépuce.

Le chancre simple prédomine autour de l'anus et dans le voisinage du frein,

Enfin l'examen de la bouche sera le même que chez la femme ; comme chez elle les glandes du cou indiquent qu'une ulcération syphilitique a probablement existé ou existe encore dans cette cavité.

L'examen de l'aine sera aussi le même.

Dans les organes sexuels il se forme souvent, surtout si les soins de propreté ne sont pas suffisamment répétés, une production caséeuse, blanche, que l'on se gardera bien de prendre pour une ulcération. Ce produit existe là ou les muqueuses sont en contact, chez la femme sur les côtés du clitoris, entre les grandes et les petites lèvres ; chez l'homme entre le gland et le prépuce et, particulièrement dans le sillon glando-préputial. Il suffira d'essuyer ces parties pour s'assurer de l'intégrité de la muqueuse à laquelle on trouvera sa couleur normale à l'état sain.

La syphilis se contracte assez souvent en dehors de tout contact vénérien, de tout rapprochement sexuel. La communication de cette maladie peut se faire par le nourrisson, par la nourrice, par la vaccination, par le contact enfin d'une membrane muqueuse avec un ustensile ou un instrument quelconque souillé par un individu infecté. On fera visiter par un médecin la nourrice, le nourrisson ou le sujet vaccinifère. Enfin ne jamais porter à la bouche un ustensile, un instrument quel qu'il soit sans l'avoir au moins *prealablement* essuyé est une bien sage précaution qu'on ne *doit* jamais oublier.

Il est quelquefois arrivé à des médecins, à des sages-femmes, de contracter la vérole en examinant une femme infectée ; c'est qu'alors le doigt ou les doigts portaient une plaie ou une éraillure, une écorchure légère.

Il sera donc utile, avant de procéder à l'examen des organes sexuels, de s'assurer de l'intégrité des doigts qui vont opérer le contact.

FIN.

Fig. 1.

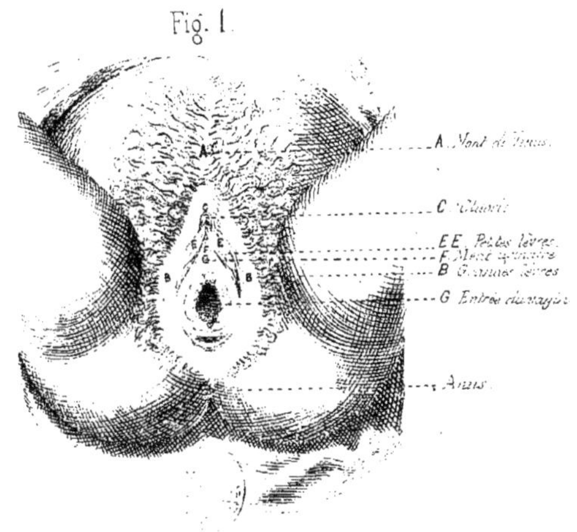

Parties extérieures de la génération chez la femme.

Fig. 2.

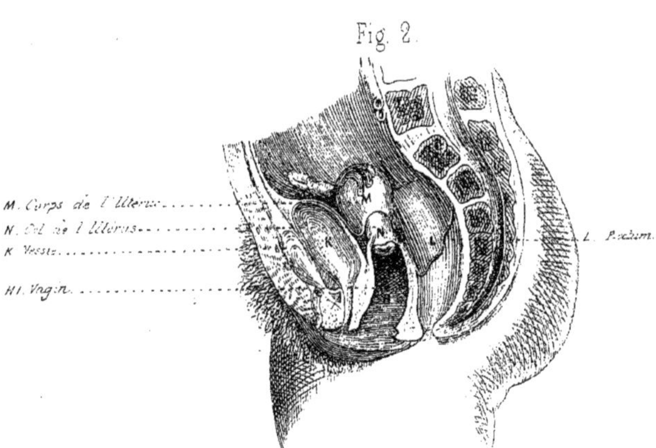

La Figure 2 représente une coupe d'avant en arrière

Lith. Barousse rue Larrey 8. Paris.

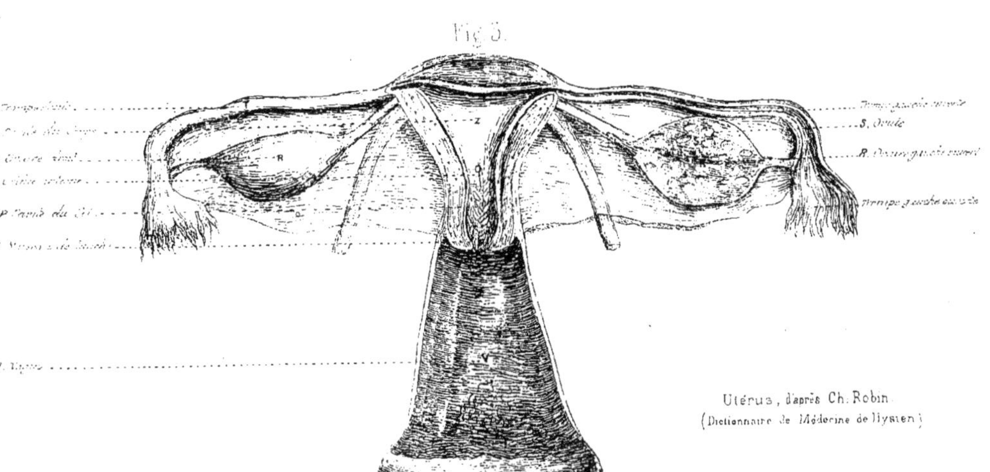

Matrice ouverte en avant ainsi que le Vagin.
La Trompe et l'ovaire gauche sont ouverts aussi.

Fig. 4. La moitié droite des os du bassin est enlevée par une section verticale du sacrum et de la symphise du pubis. C'est le corps humain partagé en 2 parties devant en arrière; la moitié gauche est représentée.

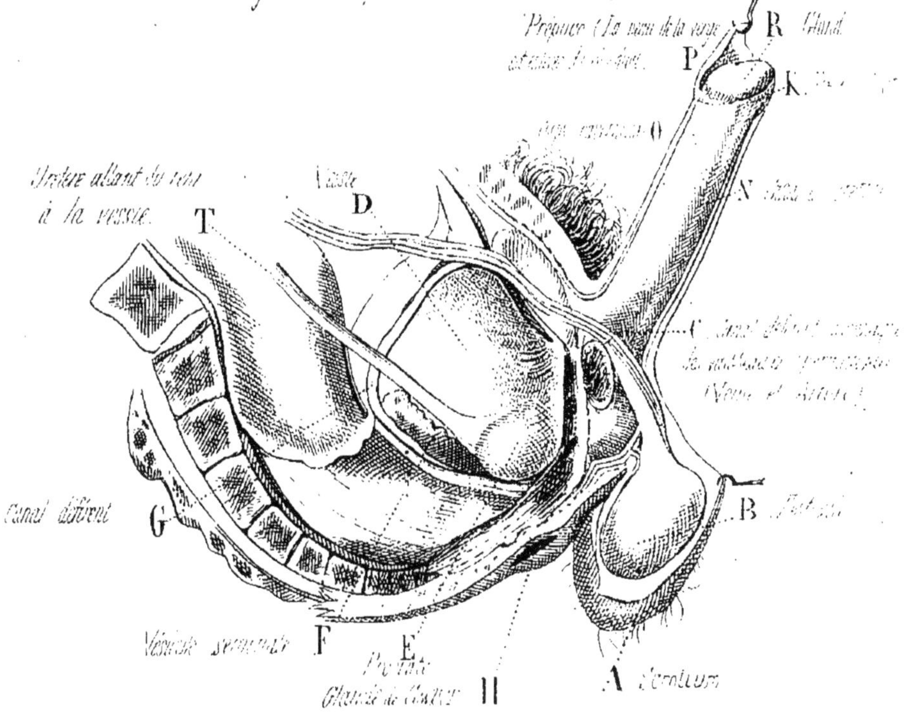

R Gland
P
K
O
N
Uretère allant du rein à la vessie
T
Vessie
D
C
Canal déférent
G
B
Vésicule séminale
F
E
Glande de Cowper
H
A Scrotum

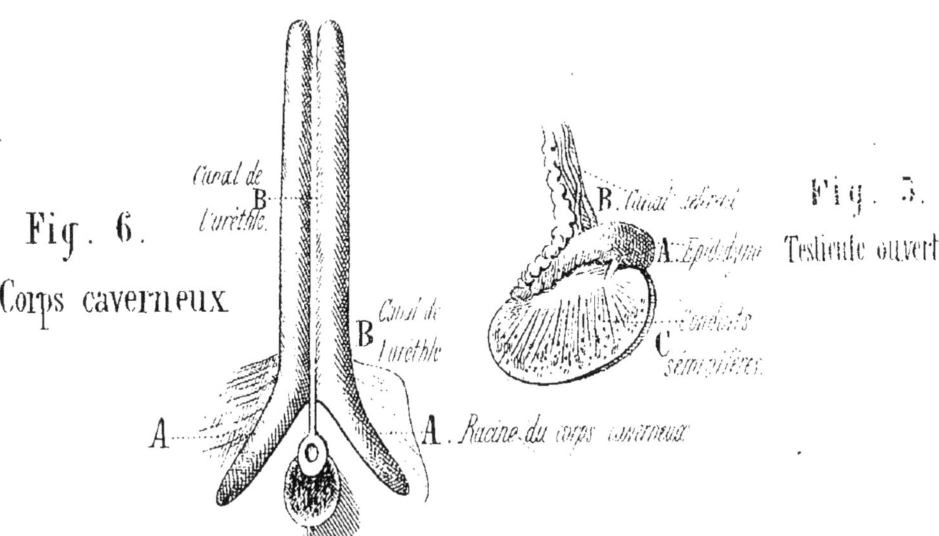

Fig. 6. Corps caverneux

Fig. 5. Testicule ouvert

Lith. Ch Barousse & Larrey 8 Paris.

TABLE DES MATIERES.

Paris. — Typ. A. Parent, r. Monsieur-le-Prince, 31.

LIBRAIRIE E. DENTU.

Des Pertes ou Flueurs blanches, Insufflations vaginales ou intra-utérines. Méthode nouvelle de traitement, par le docteur DIBOT. » 75

L'Art d'être malade, par le docteur NOIROT, 1 vol. in-18. 2 »

L'Art de vivre longtemps, par le docteur NOIROT. 2e édit. 1 vol. in 32. 1 »

La Callipédie contemporaine, *ou* l'art d'avoir des enfants sains de corps et d'esprit, par le docteur NOIROT. 2e édit. 1 vol. in-18. 2 »

La Clef de la Science de l'Homme, *ou* Notions d'anatomie et de physiologie humaines, d'hygiène et de médecine, à l'usage des gens du monde, recueillies par le docteur REIS, médecin honoraire de l'Assistance publique, chevalier de la Légion d'honneur, etc. 1 vol. gr. in-18 jésus, avec fig. Nouvelle édit., sous presse.

Education physique et morale des Nouveau-Nés, suivie de l'importance de l'allaitement pour la mère, par le docteur GAUNEAU, médecin des Crèches. 1 vol. gr. in-18 jésus. 1 50

Mon Hygiène, *ou* secret de vivre sans vieillir. 1 vol. in-12. 3 »

Hygiène des Goutteux, par le docteur A. LARTIGUE. 1 vol. gr. in-18 jésus. 3 »

De l'Influence des Voyages sur l'homme et sur les maladies, par F. DANCEL, docteur en médecine. 1 vol. in-8o. 7 »

La Médecine des premiers soins, contenant : la description de toutes les maladies, les moyens de les reconnaître les premiers soins à donner en l'absence du médecin, les premiers médicaments à administrer, etc., etc., par le docteur A. LARTIGUE. 1 fort vol. gr. in-18. 3 »

La Médecine naturelle chez les anciens et les modernes, considérée surtout au point de vue de la thérapeutique, par FERDINAND CAUNIÈRE. 1 vol. in-8o. 6 »

Phrényogénie, *ou* Données scientifiques modernes, pour doter *ab initio* ses enfants de l'organisation phrénologique du génie et du talent supérieur. — Premières expériences, par BERNARD MOULIN, 1 vol. in-12. 2 »

Des remèdes réputés spécifiques contre la Goutte, des moyens mis en usage pour prévenir le retour des accès, etc , par le docteur AULAGNIER, 1 vol. gr. in-18 jésus. 3 »

Paris. A. PARENT, Imp. de la Faculté de méd., rue M.-le-Prince, 31.

www.ingramcontent.com/pod-product-compliance
Ingram Content Group UK Ltd.
Pitfield, Milton Keynes, MK11 3LW, UK
UKHW020350230726
13925UKWH00003B/1056